Karola Berger

Salzkristalllampen

Natürliche Ionisatoren für ein gesundes Raumklima

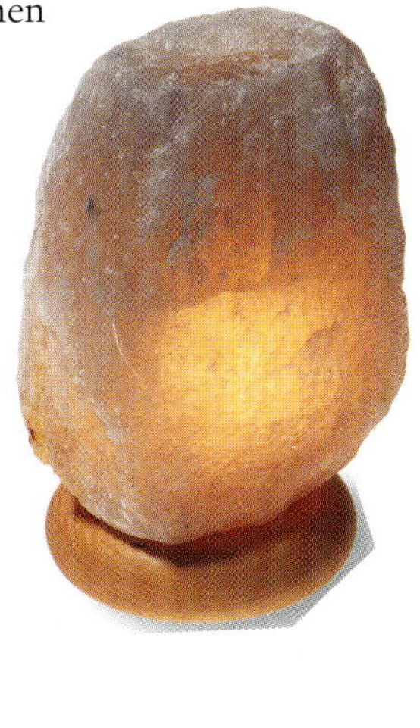

LUDWIG

Salzstein – alt wie die Erde

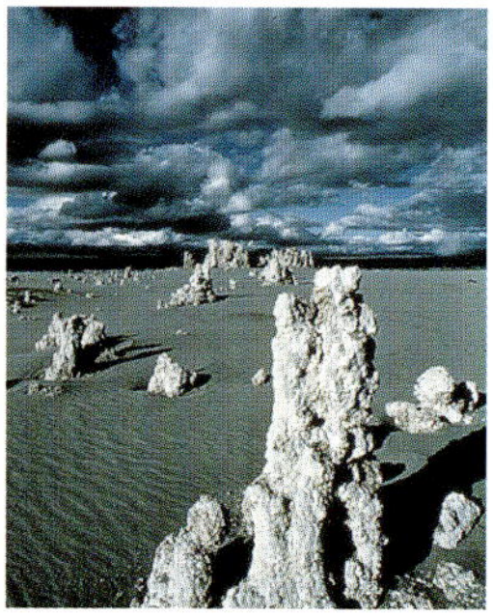

Salzsee mit Salzstöcken im amerikanischen Bundesstaat Kalifornien.

Die größten Salzsteinvorkommen liegen in der Norddeutschen Tiefebene, in Polen, in den USA, in Zentralasien und China, wie auch die Weltkarte auf der Klappeninnenseite zeigt.

Salzkristalllampen zaubern an jeder Stelle der Wohnung durch ihre rötliche oder gelbliche Färbung eine stimmungsvolle Atmosphäre. Diese Lampen bestehen aus einem Salzstein, in dessem Inneren eine Glühbirne oder ein Teelicht brennt.

Salzsteine stammen aus der Frühzeit der Erde, denn Salz befand sich bereits in dem Urmeer, das damals die Erde bedeckte. Es gab zu diesem erdgeschichtlichen Zeitpunkt also nicht die uns heute bekannten Erdteile, sondern die Erdoberfläche bestand fast vollständig aus Wasser. Und dort, wo an flachen Stellen dann das Wasser unter der Sonneneinwirkung verdunstete, blieb das Salz in Form von kleinen Körnchen, den Salzkristallen, liegen. Solche Salzablagerungen können 250 Millionen Jahre alt sein, also viel älter als der Mensch, der erst vor zirka zwei Millionen Jahren auf der Erde auftauchte.

Die Salzablagerungen haben im Lauf der Jahrtausende zum Teil eine Schichtstärke von mehreren hundert Metern erreicht. Der Wind hat mit der Zeit Staub darüber geweht, und durch Bodenverschiebungen sind Gesteine und Erde in vielen Schichten darauf geschüttet worden, so dass man heute an manchen Stellen das Salz erst weit unter der Erde findet und in tief liegenden Bergwerken danach graben muss.

Das Salz lagert dort jedoch nicht in loser Form, vergleichbar etwa mit Sand, so dass man es einfach nur wegschaufeln könnte, sondern es ist im Lauf der Zeit zu einem Gestein von hoher Festigkeit zusammengepresst worden, das aus der Umgebung herausgesprengt, -gebohrt oder abgeschabt werden muss. Dabei entstehen unterirdische Kammern und Säle von beträchtlicher Größe. Das Salz wird einerseits für den häuslichen und andererseits für den industriellen Gebrauch weiterverarbeitet. Aus dem zerkleinerten Salzgestein kann man farblich schöne und in der Größe passende Brocken für die Salzkristallampen heraussuchen.

Das weiße Gold

Schon die Urmenschen wussten, genauso wie die Tiere, dass Salz für ihre Ernährung lebensnotwendig war. Wenn irgendwo Salz gefunden wurde, hütete man diese Stelle eifersüchtig, stellte doch das Salz einen derart kostbaren Schatz dar, dass man es gegen andere Güter eintauschen konnte. In manchen Gegenden waren keine natürlichen Salzlagerstätten bekannt, und man musste es von weither beschaffen und über lange Strecken transportieren. Aus der Geschichte sind die so genannten Salzstraßen bekannt, auf denen die Salzhändler mit ihren beladenen Tieren regelmäßig zu bestimmten Märkten wanderten.

Da Salz für alle Menschen lebensnotwendig ist, bedeutete es für die, die über Salzbergwerke, -gärten oder Salinen verfügten, eine sichere Einnahmequelle, das heißt es konnte verkauft werden. Manche mittelalterliche Stadt und deren Kaufleute begründeten ihren Reichtum denn auch auf solch einem Salzvorkommen. Weil Salz damals für die Menschen so kostbar war, bezeichnete man es auch als das »weiße Gold«.

Quer durch ganz Mitteleuropa verliefen im Mittelalter Salzhandelswege (siehe Klappeninnenseite). Die Bedeutung dieser Salzstraßen war sehr groß, obwohl sie zumeist nur aus einfachen Erdwegen oder Schneisen durch Wald und Gebüsch bestanden.

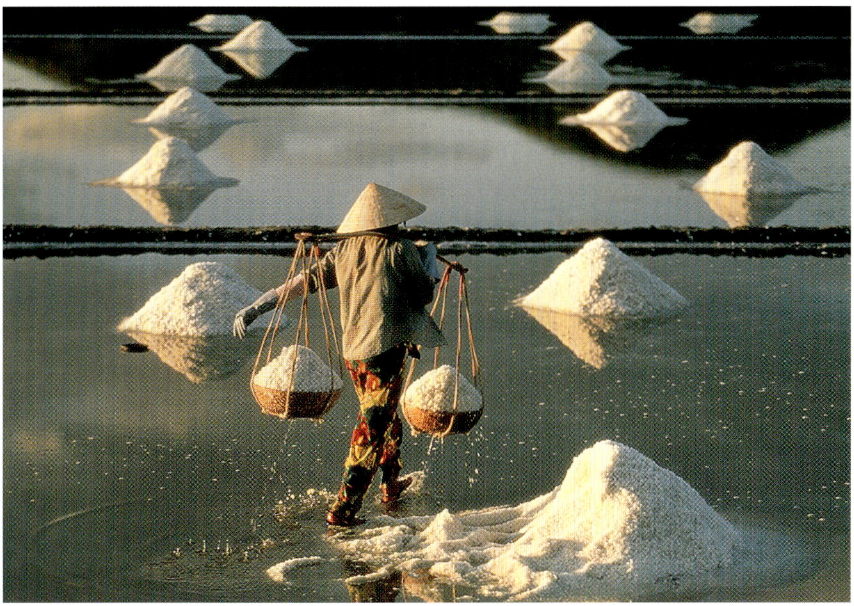

Salz wird nicht nur aus Bergwerken gewonnen, sondern auch aus dem Meer. Das Meersalz kristallisiert in so genannten Salzgärten durch Sonneneinwirkung aus und wird dann »geerntet«.

Salz als Konservierungsmittel

Vor allem für das Haltbarmachen von Lebensmitteln ist Salz unverzichtbar, denn Salz wirkt antibakteriell.

Salz wurde nicht nur zum Würzen von Speisen benutzt, um ihren Geschmack zu verbessern, sondern vor allem auch, um Lebensmittel haltbar zu machen, wie früher die Heringe, die scharenweise in der Ostsee gefangen, dann mit Salz in Fässern eingelagert wurden und so in großen Mengen verschickt werden konnten.
Worin besteht jedoch diese konservierende Wirkung des Salzes? Salz entzieht allen organischen Stoffen, mit denen es in Berührung kommt, das Wasser. Dies gilt auch für Bakterien. Mit anderen Worten: Salz tötet Bakterien, vor allem die Fäulnisbakterien, die Lebensmittel bei längerer Lagerung schnell ungenießbar machen. Auf diese Weise wurde viele Jahrhunderte hindurch auch Fleisch haltbar gemacht, beispielsweise für Schiffsbesatzungen. Bis in unser Jahrhundert hinein – solange es weder Kühl- noch Gefrierschränke gab – lagerte jede Hausfrau im Herbst für die kalte Jahreszeit Bohnen, Gurken, Weißkohl und andere Gemüsesorten in großen Steintöpfen zwischen Salzschichten ein.

Salz prägte den Namen von Landschaften und Städten

Salz war Gegenstand politischer Machtkämpfe, und sein Verkauf wurde stellenweise durch Monopole geschützt. Es war in früherer Zeit so wichtig, dass viele Orte ihren Namen solch einem Salzvorrat verdanken. Zu nennen sind in diesem Zusammenhang zum Beispiel:

- Salzhausen
- Bad Salzungen
- Bad Salzbrunn
- Salzgitter
- Salzkammergut
- Salzkotten
- Bad Salzschlirf
- Salzach
- Salzburg
- Salzhausen
- Salzmünde
- Bad Salzig
- Bad Salzuflen
- Salzbergen
- Bad Salzdetfurth
- Salzhemmendorf
- Salzwedel

Aus dem indogermanischen Wortstamm »hal« für Salzquelle stammen Namen wie Halle, Hallein, Bad Reichenhall oder Hallstatt.

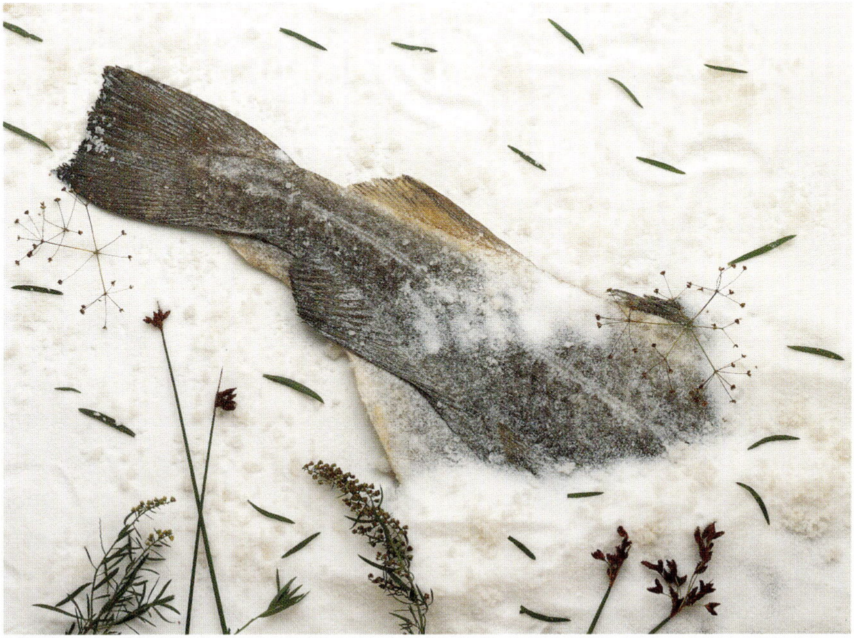

Zur Konservierung mittels Wasserentzug werden beispielsweise für 100 Kilogramm Fisch etwa 25 Kilogramm Salz benötigt.

Aber nicht nur zur Haltbarmachung von Lebensmitteln, sondern auch zum Gerben von Tierhäuten, zum Glasieren von Töpferwaren oder in der Metallurgie wurde und wird Salz gebraucht. Heute verwendet die chemische Industrie etwa 90 Prozent des abgebauten Salzes als Grundstoff, aus dem eine große Zahl von Kunststoffen hergestellt wird.

Da inzwischen genügend Salzlagerstätten bekannt sind, kann das Salz heutzutage äußerst billig gewonnen und zu geringem Preis in jedem Supermarkt um die Ecke erstanden werden.

Das Salz, das bei uns auf dem Tisch steht, stammt hauptsächlich aus Norddeutschland. In der Norddeutschen Tiefebene sind die Salzvorräte so groß, dass alle Einwohner der Bundesrepublik Deutschland ausreichend mit Salz versorgt werden können.

Die größten Salzerzeugerländer der Welt sind die USA, China, Russland, Kanada, Australien, Großbritannien, Frankreich und Polen. Die Rohsteine für die Salzkristallampen kommen aus Polen, Russland, Innerasien, China, Pakistan oder Indien, aber auch aus Deutschland.

Vor dem Kochen musste und muss das Salz natürlich von den in Salz eingelagerten Lebensmitteln abgespült werden, weil zu viel Salz dem menschlichen Körper und seinem Wasserhaushalt schadet.

Die Salzgewinnung

Einige Salzbergwerke können auch besichtigt werden wie das große Salzbergwerk in Berchtesgaden.

Salz kann grundsätzlich auf drei verschiedene Arten gewonnen werden:
1. Entweder wird es im Bergwerk abgebaut, wie vor allem im Alpengebiet. Das älteste Salzbergwerk befindet sich in Hallstatt, wo schon vor 2.000 Jahren Salz gefunden wurde. Dort führen Stollen tief unter die Erde bis zu den Stellen, wo das Salz liegt.
2. In Küstenregionen wird das Salz aus Meerwasser gewonnen, indem man dieses in flache Becken leitet und dort verdunsten lässt, bis nur noch das Salz übrig bleibt.
3. An manchen Orten tritt das Salz – in Wasser gelöst – in einer Salzquelle an die Oberfläche der Erde wie in Lüneburg. Mittels Kochen lässt man in dieser so genannten Natursole dann das Wasser verdampfen, so dass nur das Salz übrig bleibt.

Als Badezusatz für Bäder wird in Reformhäusern auch Salz aus dem Toten Meer angeboten. Im Toten Meer ist die Salzkonzentration besonders hoch, weil durch die starke Sonneneinstrahlung viel Wasser verdunstet.

Das gewonnene Salz wird in weiteren Arbeitsschritten zerkleinert, gemahlen und von Fremdkörpern gereinigt. Bei der Aufbereitung des Speisesalzes wird manchmal noch ein Trennmittel hinzugefügt, das das lästige Zusammenklumpen des Salzes verhindert. Daneben wird heute zusätzlich Jod und/oder Fluor unter das Salz gemengt, um Schilddrüsenkrankheiten oder Karies vorzubeugen.

Salz als Grundstoff

Einige chemische Verbindungen, die aus Salz (chemische Formel: NaCl) gewonnen werden und in der chemischen Industrie als Grundlage dienen, sind zum Beispiel:

Kaliumsulfat (K_2SO_4), dient zur Herstellung von Glas und Alaun und wird als Düngemittel verwendet.
Natriumsulfat (Na_2SO_4), dient unter anderem als Ausgangsstoff für Kunstseiden, Zellwolle und Medikamenten.
Salzsäure (HCl), zur Produktion von PVC, Farben, Medikamenten.
Soda ($NaCO_3$), wird unter anderem bei der Herstellung von Waschmitteln, Seife, Glas und in der Papierindustrie verwendet.

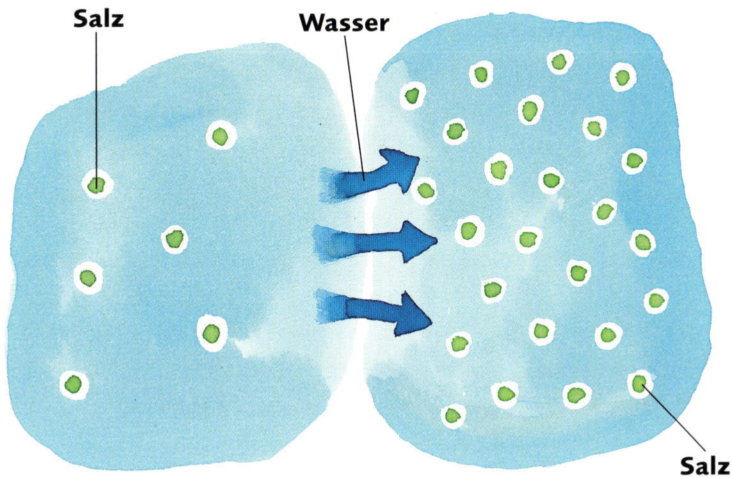

Die Osmose ist die Basis für den Stoffwechsel aller Lebewesen. Sie garantiert den ständigen Ausgleich des Gehalts an Wasser in den Zellkörpern, bis ein Gleichgewicht hergestellt ist.

Ohne Salz kein Leben

Salz spielt eine wichtige Rolle im Stoffwechsel von Mensch, Tier und Pflanze und ist daher lebensnotwendig. Tiere werden in freier Wildbahn oft von ihrem Instinkt zu salzhaltigen Stellen geführt.
Dass Tiere auch zuweilen dem Menschen den Weg zum Salz gezeigt haben, wird durch eine Sage belegt, die die Entdeckung der Salzlagerstätten in Lüneburg zum Gegenstand hat. Folgendes wird berichtet:
In grauer Vorzeit erblickte ein Jäger auf der Pirsch zu seinem Erstaunen eine völlig weiße Wildsau. Er erlegte das Tier, und als er es untersuchte, entdeckte er, dass sich die weiße Farbe abstreichen ließ und dass darunter die normalen graubraunen Borsten des Wildschweins zum Vorschein kamen. Die weiße Substanz war Salz, mit dem das Tier über und über bedeckt war. Der Jäger verfolgte die Spur des Tieres zurück und spürte bald eine Pfütze auf, in der die Wildsau sich gesuhlt hatte. Die Pfütze enthielt salzhaltiges Wasser, das an dieser Stelle als Quelle zu Tage trat. So kamen die Lüneburger zu ihrer Salzquelle, die die Grundlage ihres Reichtums werden sollte.

Heutzutage legen Jagdpächter und Förster Salzlecksteine für das Wild aus, ebenso wie der Landwirt, der den Salzbedarf seiner Weidetiere auf diese Weise deckt.

Salz steuert im menschlichen Organismus den Austausch zwischen den Zellen

Die Forschung hat gezeigt, dass die ersten Lebewesen vor Millionen Jahren im Meer entstanden sind, und dass auch die Vorgänge in ihrem Körper, wie zum Beispiel Nahrungsaufnahme und Stoffwechsel durch das Meerwasser ermöglicht wurden, das sie um- und durchspülte.
Auch hinsichtlich der weiteren Entwicklung der Tiere – selbst als einige Arten später ihr Leben aufs Land verlegten – blieb das salzhaltige Wasser immer die Grundlage der Körpervorgänge. Und auch bei uns Menschen ist nach wie vor der Transport von Nährstoffen in die Zellen des Körpers erst durch Salz möglich.

Bei der Osmose ist eines wichtig: Um das Gleichgewicht des Wassergehalts in den Zellen erhalten zu können, sind die Zellwände zwar für Wasser durchlässig, nicht aber für Salz (siehe Illustration auf Seite 7).

Osmose

Lebenswichtiges Prinzip des Stoffwechsels bei allen Lebewesen ist die Osmose, der Übertritt der (nährstoffhaltigen) Körperflüssigkeit von einer Zelle in die andere Zelle. Die Osmose wird gesteuert durch die Salzkonzentration in den Zellen: Die Flüssigkeit bewegt sich immer von der Zelle mit der geringer konzentrierten Salzmenge zu derjenigen mit der höher konzentrierten Salzmenge (siehe Illustration Seite 7).

Die Kristallstruktur des Salzes

Normalerweise denken wir bei dem Wort »Salz« immer zuerst an Speisesalz, das heißt an Natriumchlorid (NaCl), eine Verbindung des Metalls Natrium mit dem Gas Chlor. Es gibt auch andere chemische Verbindungen, die man als Salz bezeichnet, zum Beispiel Kalziumsalze, Kaliumsalze, Ammoniumsalze und einige andere mehr.
Wenn Sie ein paar Körnchen Speisesalz mit der Lupe betrachten, können Sie feststellen, dass viele die Form eines Würfels oder Quaders haben. Diese Formen entstehen, weil jedes Natriumatom an seinen freien Stellen Chloratome und jedes Chloratom an seinen freien Stellen Natriumatome an sich bindet, wie die Illustration auf der gegenüberliegenden Seite zeigt. Diese Atome kann man natürlich mit dem bloßen Auge nicht erkennen, weil sie dazu einfach viel zu klein sind.

Wenn sich aber an den Ausgangswürfel immer mehr Atome anbinden – und das ist ja nach allen Seiten hin möglich –, können die Würfel oder Quader bis in den Millimeterbereich hinein wachsen und so für unser menschliches Auge erkennbar werden.

Die Salzkristalllampen bestehen nun nicht, wie man auf den ersten Blick hin vermuten könnte, aus einem einzigen gigantisch großen Kristall, wie man ihn beispielsweise beim Bergkristall finden könnte, sondern im Salzstein sind viele tausende und abertausende einzelne kleine glitzernde Salzkristalle sozusagen »zusammengebacken«.

Besonders an Ecken und Kanten sowie an den Abbruchstellen der Salzsteine sieht man die mehrere Millimeter großen glatten Flächen, die das Licht reflektieren und so der Oberfläche der Salzkristalllampe ihr geheimnisvolles und verzauberndes Glitzern verleihen.

Viele einzelne Chlor- und Natriumionen sind beim Salzstein aneinander gebunden.

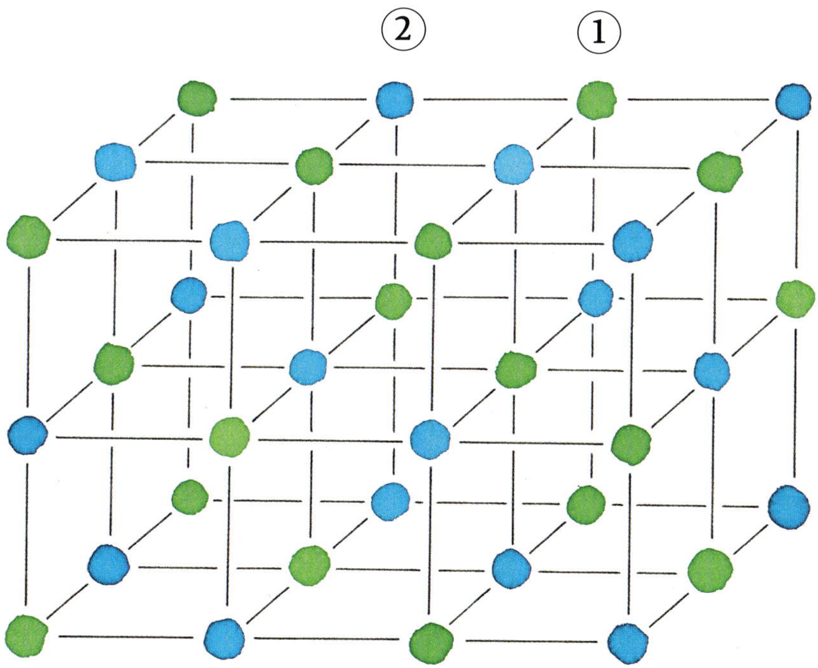

Das Kristallgitter des Salzes besteht aus:
① = Natriumionen
② = Chlorionen

Salz und Licht – eine starke Kombination

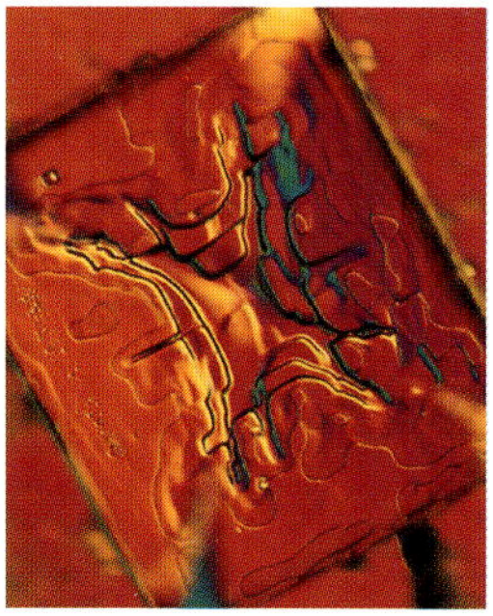

Ein Salzkristall in hundertfacher Vergrößerung.

Man kann sagen: Ohne Licht kein Leben! Es gibt zwar einige wenige Flechten und Grottenolme, die in Höhlen bei völliger Dunkelheit existieren können, alle anderen Pflanzen und Tiere jedoch brauchen Licht. Unsere natürliche Lichtquelle, die Sonne, wurde daher auch in früheren Zeiten von alten Völkern als Leben spendende Gottheit verehrt.
In nahezu allen Religionen der Welt und auch im Volksbrauch nimmt das Licht eine besondere Stellung ein. So kennen wir in vielen Ländern Lichtprozessionen oder Lichterschmuck zu bestimmten Festlichkeiten wie etwa in der Adventszeit und zu Weihnachten.
Auch gefühlsmäßig ist die Sehnsucht nach Licht in uns Menschen verankert. Sie treibt viele Millionen Reiselustige jedes Jahr aufs Neue in den dunklen Wintermonaten nach Süden, wo die Sonne länger scheint. Licht lässt uns hoffen, es stimuliert Geist und Seele, schenkt uns Kraft, Lebensfreude und Gesundheit.

In unserem Jahrhundert hat die Durchschnittsgröße der Menschen zugenommen. Sollte das neben der besseren Ernährung auch an der Einführung des elektrischen Lichtes liegen, mit dem wir unsere Tage künstlich verlängern?

Licht regt das Wachstum an

Wenn im Frühjahr die Tage länger werden, beginnen die Pflanzen zu wachsen und zu blühen. Warum stellt man Zimmerpflanzen auf die Fensterbank? Warum werden viele Treibhäuser nach Anbruch der Dunkelheit elektrisch beleuchtet? Ganz einfach, damit sie mehr wachstumsförderndes Licht bekommen. Denn das Licht bewirkt eine deutliche Zunahme der Zellteilung und regt den Stoffwechsel an.
Wenn die Tage länger werden, sorgt das Mehr an Licht dafür, dass Keimung und Blütenbildung beginnen. Bei Tieren reguliert das Licht beispielsweise den Beginn des morgendlichen Vogelgesangs und auch den Zeitpunkt des Vogelzugs in südlichere Länder.

Licht heilt

Dass Licht auch heilen kann, weiß jeder, der einmal im Rahmen einer Therapie vom Arzt Bestrahlungen verordnet bekommen hat. Und Naturheilärzte empfehlen sogar so genannte Lichtbäder für die Gesundheit. Heliotherapie (Sonnenbehandlung) und Phytotherapie (Lichtbehandlung) sind heutzutage Standardheilweisen. Nach ärztlicher Empfehlung soll jeder Mensch täglich mindestens 15 Minunten ins Freie gehen und Licht tanken. Unser Immunsystem wird durch die Sonne gestärkt, und wir sind dann weniger empfindlich gegen Infektionskrankheiten.
Sonnenlicht erhöht die Sauerstoffverwertung des Körpers, die Entstehung gesundheitsfördernder Stoffe in der Haut und die Fließeigenschaften des Blutes. So regt es den gesamten Stoffwechsel an. Zwar hat eine Salzkristalllampe natürlich bei weitem nicht die gleiche Kraft wie die Sonne, jedoch wirken auch kleine Mengen Licht anregend auf den menschlichen Organismus und verändern das Energiepotenzial im Raum.

Lichtbäder sind natürlich umso wirksamer, je mehr Hautoberfläche dem Licht ausgesetzt wird. Ein Spaziergang mit Hut und Mantel bringt daher weniger als ein Sonnenbad am Strand.

Licht stärkt die Lebensenergie

Die traditionelle chinesische Lehre des Feng Shui geht davon aus, dass unsere ganze Welt und sämtliche Lebewesen von einer unsichtbaren Lebenskraft, dem so genannten Chi oder Qui, erfüllt sind. Diese Lebenskraft wird durch Licht intensiviert. Daher empfehlen Feng-Shui-Berater, in dunklen oder gar Chi-leeren Ecken der Wohnung Lampen aufzustellen, um das Chi in diesen räumlichen Bereichen zu verstärken.

Farben haben spezielle Wirkungen

Die verschiedenen farblichen Erscheinungsformen der Salzkristallampen sind durch Verunreinigungen entstanden, das heißt durch Fremdstoffe im Salz wie zum Beispiel zusätzliche Mineralien oder Algen, die bei der Entstehung der Salzsteine mit eingepresst wurden. Forschungen haben gezeigt, dass Pflanzen besser wachsen, wenn sie mit rotem, orangefarbenem oder gelbem Licht bestrahlt werden. Man nimmt an, dass diese Farben – die ja bekanntlich die Farben der Salzkristallampen sind – sich durchaus auch positiv auf das menschliche Wachstum auswirken.

Psychische und physische Wirkungen der Farben

Die intensive Wirkung von Farben auf unseren Körper und unsere Psyche ist nachweisbar. So lassen sich für folgende Farben folgende Wirkungen feststellen:

- Orange regt an, vermittelt ein Gefühl von Nähe und Geborgenheit, löst Schocks und Verletzungen, heilt Nerven und Gemüt, aktiviert Nieren und Blase.
- Gelb intensiviert das Auffassungsvermögen und die Intelligenz, wirkt anregend auf Leber, Galle und Bauchspeicheldrüse.
- Rot stärkt Herz und Kreislauf und aktiviert darüber hinaus die vitale Lebenskraft.
- Rosa fördert Liebe und Partnerschaft und macht den Menschen gefühlsmäßig zugänglich.
- Weiß ist die Farbe der makellosen Reinheit, der Heilung, der Reinigung und der Entgiftung.
- Braun forciert die Verbindung mit der Erde, gibt Gesundheit und hilft dem Menschen, in seine Mitte zu kommen.

Nehmen Sie sich beim Kauf einer Salzkristalllampe Zeit, die Farben zu vergleichen. Bitten Sie darum, dass die Lampen angezündet werden. Entscheiden Sie sich nur dann für eine Lampe, wenn sie Ihnen persönlich farblich ganz zusagt.

In das Licht hineinsehen

Es gibt nur wenige Möglichkeiten für unser menschliches Auge, auf eine angenehme Weise direkt in eine Lichtquelle zu sehen, ohne geblendet zu werden. Bei einem offenen Kaminfeuer ist dies beispielsweise möglich, und das macht sicher den Reiz dieser zumeist als romantisch empfundenen Feuerungsart aus. Andererseits schauen wir nicht gern direkt in eine Glühbirne, denn das tut den Augen weh.

Tisch- und Stehlampen wiederum decken oft durch ihren Schirm so viel von der Lichtquelle ab, dass man nur noch einen diffusen Schein sieht, nicht aber die Lichtquelle selbst.

Die Salzkristalllampe bildet in diesem Fall jedoch eine Ausnahme: Wir sehen durch den Salzstein hindurch die Lichtquelle, aber so weit gedämpft, dass sie für das Auge sehr angenehm erscheint. Zum Rande des Salzsteins hin verblasst der Schimmer der Lichtquelle immer mehr. Dieser Anblick des gedämpften Lichts beruhigt die Seele und verführt den Betrachter zum Träumen und zur Meditation.

Lichtmeditation mit der Salzkristalllampe

- Nehmen Sie sich mindestens 20 Minuten Zeit, und vollziehen Sie alle angegebenen Schritte ohne Hast.
- Setzen Sie sich gerade und entspannt auf einen Stuhl, und stellen Sie die Salzkristalllampe vor sich hin.
- Zünden Sie sie an. Schauen Sie in das Licht, und vergessen Sie alles andere. Sollten zwischendurch doch irgendwelche Gedanken auftauchen, kehren Sie mit Ihrer Aufmerksamkeit wieder zu dem Licht zurück. Lassen Sie es in sich hineinstrahlen.
- Schließen Sie die Augen, und spüren Sie die Wärme und das Licht in Ihrem Brustraum.
- Wenn Sie davon ganz erfüllt sind, spüren Sie, wie das Licht sich immer weiter ausbreitet, in Ihren Solarplexus und den Bauchraum.
- Wenn Sie wollen, können Sie zwischendurch die Augen öffnen und sich mehr Licht von der Lampe herbeiholen.
- Spüren Sie, wie Licht und Wärme sich in Ihre Arme, Ihr Becken und Ihre Beine ausbreiten, bis in die Zehenspitzen.
- Lassen Sie das Licht auch in Ihren Nacken und Ihren Kopf strömen. Geben Sie sich dem Gefühl hin, vom Licht durchspült zu sein.
- Holen Sie einen Menschen oder ein Tier zu sich in das Lichtfeld hinein. Wen möchten Sie an diesem Licht teilhaben lassen? Verwandte? Freunde? Kranke? Unglückliche?
- Behalten Sie das Wesen bei sich im Licht, bis Sie das Gefühl haben, dass es zur Ruhe gekommen ist. Dann entlassen Sie das betreffende Wesen sanft und mit guten Wünschen.
- Wenn Sie spüren, dass es genug ist, verschließen Sie das Licht in Ihrem Herzen, und öffnen Sie die Augen.
- Schauen Sie anschließend noch eine Weile in die Salzkristalllampe, und lassen Sie das meditative Erlebnis abklingen.

Die Lichtmeditation dient gleichzeitig Ihrer Gesundheit, denn die Salzkristalllampe schickt Ihnen aus größter Nähe unzählige heilende Ionen.

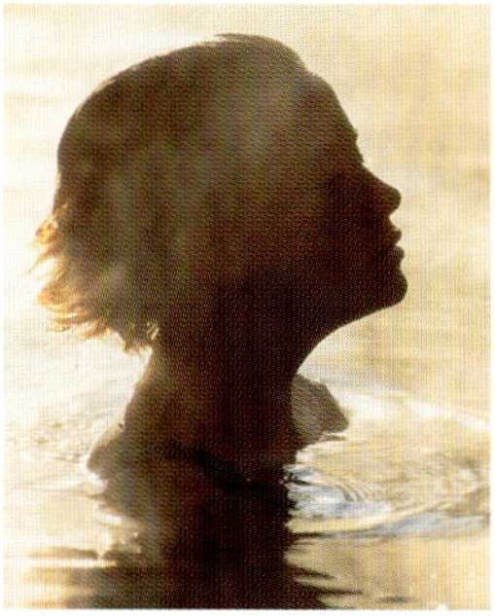

Ein Salzbad hilft bei diversen Hautkrankheiten sowie bei Rheuma und Frauenleiden.

Salz in der Therapie

Ungeachtet ihres freundlichen und harmlosen Aussehens sind Salzkristalllampen die Quelle starker gesundheitsfördernder Kräfte, die sowohl von ihrem Licht als auch von ihrem Material, dem Salz, ausgehen. Ein weiterer Pluspunkt ist, dass eine Salzkristallampe sich durch ihr bloßes Dasein positiv auf die Gesundheit auswirkt, ohne dass man irgendwelche Übungen machen, Diäten einhalten oder kostspielige Kurse absolvieren muss. Worauf beruht diese besondere Wirkung des Salzes?

Praktische Anwendungen

Wenn Sie Halsschmerzen haben, geben Sie einen Teelöffel Salz auf eine Tasse warmen Wassers. Rühren Sie um, und gurgeln Sie gründlich damit. Wiederholen Sie das vier Mal täglich.

Schon seit uralten Zeiten wird Salz in der Heilkunde bei Krankheiten wie Wassersucht, Kopfschmerzen, Hautausschlägen oder Gicht verwendet, ebenso bei Vergiftungen, um das Gift aus dem Körper zu ziehen. Schon die alten Römer wussten, dass Trinkkuren mit Sole den Stoffwechsel anregen und das Abwehrsystem des Körpers stärken.

Bäder in salzhaltigem Wasser helfen zum Beispiel bei Schuppenflechte und Neurodermitis. In vielen Soleheilbädern oder Meerbädern werden Salzbäder, beispielsweise bei Rheumatismus oder Frauenkrankheiten, verschrieben. In der modernen Unfallchirurgie ist Salz nicht mehr wegzudenken, denn bei starkem Blutverlust kann eine Kochsalzlösung kurzfristig als Blutersatz in die Blutbahn gespritzt werden.

Eine neue Entwicklung ist die Nutzung der positiven Eigenschaften des Salzes in der Kosmetik. Salz trägt nachhaltig dazu bei, die Haut besser zu durchbluten und Wirkstoffe leichter aufzunehmen.

Das neuerdings auch wieder empfohlene Zähneputzen mit Salz hat nicht nur eine kosmetische, sondern auch eine gesundheitsfördernde Wirkung, denn es tötet Bakterien ab und heilt Entzündungen.

Zu diesen allgemeinen Wirkungen des Salzes kommen weitere besondere Eigenschaften, mit denen die Salzkristalllampe der Gesundheit dient.

Minusionen sind gesund

Wie alle uns bekannte Materie auf der Welt besteht auch das Salz aus Atomen. Jedes Atom besitzt einen Atomkern und ein oder mehrere Elektronen, die um diesen Kern angeordnet sind und die Atomhülle bilden. Ionen nennt man alle Atome oder Moleküle, die zu viele oder zu wenige Elektronen haben. Wenn ein Ion zu wenig Elektronen hat, zieht es weitere Elektronen an, um den Mangel ganz einfach auszugleichen; man sagt, es ist ein Plusion. Wenn ein Ion zu viele Elektronen hat, will es diese loswerden, man nennt es Minusion.

In der normalen Atemluft sind etwa gleich viele Plus- und Minusionen vorhanden. Die Minusionen, die wir einatmen, sind für die Gesundheit förderlich, die Plusionen hingegen schädlich. Die höchste Konzentration an Minusionen finden wir am Meer, im Hochgebirge und in Wäldern sowie des Weiteren auch an Wasserfällen und Flussläufen.

Nun ist aber unsere Atemluft an den meisten Orten nicht mehr im Gleichgewicht, sondern durch schädliche Plusionen überlagert, was durch elektrische Geräte wie Computer oder Fernseher oder auch durch das Rauchen verursacht wird.

Lüften Sie Ihre Räume so häufig wie möglich. Lassen Sie weniger schadstoffbelastete Luft von der Straßenseite herein, sondern möglichst viel frische Luft von der grünen Gartenseite.

Die Verwandlung der Plusionen in Minusionen gelingt jedoch nur, wenn die Plus-Ionen nicht allzu stark in der Überzahl sind.

Das Raumklima

Weil wir heutzutage durchschnittlich 80 Prozent unserer Zeit in geschlossenen Räumen verbringen, ist das Raumklima natürlich ausschlaggebend für unsere Gesundheit. In der Stadt und in unseren Büros und Arbeitsräumen reicht die Zahl der Minusionen im Allgemeinen jedoch nicht zur Gesunderhaltung aus, weil viele Minusionen durch Klimaanlagen, Autoabgase und Fabrikabgase vernichtet werden.

Der Mensch atmet pro Tag zirka 9.000 Liter Luft ein. Die Schleimhaut in unserer Nase und unseren Bronchien enthält ein salzhaltiges Sekret, das, wie wir mittlerweile wissen, in gewissem Umfang die in der Atemluft enthaltenen Plusionen in Minusionen verwandeln kann.

Darüber hinaus können wir die Zahl der Minusionen in unseren Räumen beispielsweise durch Salzkristalllampen erhöhen. Das fördert unsere Gesundheit und stärkt unser Leistungsvermögen.

Die Rechtsdrehung heilt

Man hat sieben so genannte Lichtwässer entdeckt, die aufgrund ihres Rechtsspins eine besondere Heilkraft besitzen.

Alle Materie befindet sich in ständiger Bewegung, auch wenn wir das mit bloßem Auge nicht sehen können. Die Teilchen des Atoms bewegen sich nicht nur umeinander, sondern führen zusätzlich auch eine Eigendrehung aus. Die Größe dieses Drehimpulses wird in SPIN gemessen. (Spin ist das englische Wort für Drehung). Als Rechtsspin bezeichnet man die Drehung im Uhrzeigersinn, als Linksspin die entgegengesetzte Drehung. Normalerweise müssten Rechts- und Linksspin etwa gleich häufig vorkommen, was auch an Orten zu beobachten ist, die von negativen Umwelteinflüssen bisher verschont geblieben sind. In unserer städtischen Umgebung überwiegen jedoch Ionen mit Linksspin. Das Vorherrschen des Linksspins wird von der Wissenschaft auf die Verseuchung unserer Umwelt mit elektrischen Strömen zurückgeführt. Der Rechtsspin verursacht energetische Schwingungen, die heilend sind, während linksdrehende Kräfte in der Regel krank machen. Die Teilchen des Salzes haben nun alle einen Rechtsspin, das heißt sie wirken den Umweltschäden entgegen und stellen das Gleichgewicht wieder her.

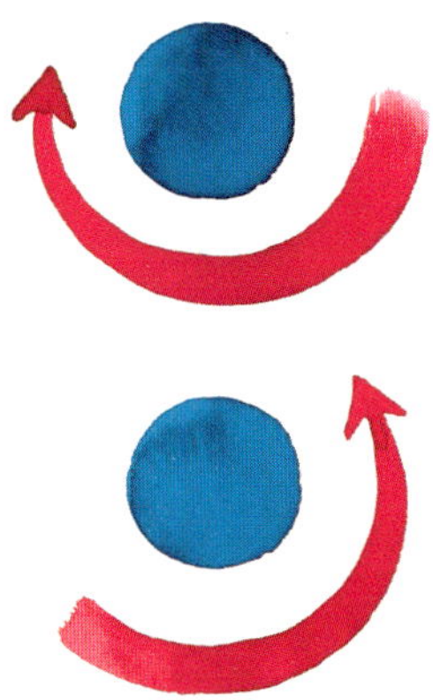

Die Eigenbewegung (Rechts- und Linksspin) der Atome.

Kleinionen sind gesünder als Großionen

Bei Kleinionen handelt es sich um Atome oder kleinere Moleküle. Wenn sich jedoch mehr als zehn Moleküle zusammenballen, spricht man von Großionen. Großionen sind gesundheitsschädlich. Sie kommen normalerweise in der Natur nicht vor, entstehen jedoch in unserer Raumluft zum Beispiel durch Staub, Tabakrauch, Wasserdampf, synthetische Stoffe und Elektrogeräte, aber auch durch schadstoffbelastete Baumaterialien, Kunststoffe und synthetische Textilfasern, wie zum Beispiel Polyester. Dementsprechend ist die Anzahl der Großionen in der Luft ein Gradmesser für die Stärke der Luftverschmutzung. Zu viele Großionen bewirken, dass weniger Sauerstoff ins Blut gelangt. Dadurch entstehen Konzentrationsstörungen, Leistungsabfall und Kopfschmerzen, Atembeschwerden und Allergien. Bis zu einem gewissen Grad kann die Salzkristalllampe den schädlichen Einflüssen dieser Großionen entgegenwirken.

Heilwirkungen der Salzkristalllampe

Die Ausstrahlungen der Salzkristalllampe wirken sich auf alle unsere Körperfunktionen äußerst positiv aus, wie die folgenden Aspekte hinsichtlich einzelner körpereigener Systeme belegen.

Das Kreislaufsystem

Unser Blut ist das Transportmittel, das Sauerstoff und Nährstoffe durch die Adern in jede einzelne Zelle des Körpers bringt. Leider sind die Transportwege zuweilen verstopft, beispielsweise durch Cholesterin, das sich an den Innenwänden der Blutgefäße festsetzt und dadurch ihren Durchmesser immer mehr verengt, so dass sich das Blut schließlich nur noch unter großem Druck hindurchzwängen kann.

Diesen Druck muss das Herz ausüben. Wenn das über längere Zeit hinweg erforderlich ist, kann es zu einer Überanstrengung des Herzens kommen, vor allem dann, wenn das Herz nicht genügend mit Sauerstoff versorgt wird. Die von der Salzkristalllampe abgegebenen Minusionen vermindern den Cholesteringehalt des Blutes und senken damit den Blutdruck und die Belastung des Herzens.

Die körpereigenen Systeme stehen alle miteinander im Zusammenhang: Wenn beispielsweise der Kreislauf nicht richtig funktioniert, ist auch das Immunsystem in Mitleidenschaft gezogen.

Das Immunsystem

Während unseres ganzen Lebens versuchen ständig Bakterien, Viren und Pilze in unseren Körper einzudringen und dort Krankheiten zu verursachen. Dem Körper steht jedoch eine schlagkräftige Armee von Abwehrzellen zur Verfügung. Sie werden von Minusionen unterstützt, die dabei helfen, die Krankheitserreger zu vernichten, das Blut zu entgiften und so die Ausbreitung entzündlicher Vorgänge zu verhindern.

Wenn der Körper in heftiger Form auf Blüten- oder Hausstaub, Umweltgifte oder bestimmte Nahrungsmittel reagiert, sprechen wir von Allergien. Minusionen können unter anderem Heuschnupfen lindern beziehungsweise heilen. Sie gehen mit dem Sauerstoff ins Blut und in die Körperzellen. Mangel an gesundem Sauerstoff führt andererseits zu Krankheiten wie Asthma und Bronchitis. Ein Mehr an Minusionen kann solche Atemwegserkrankungen lindern.

Das Verdauungssystem

Magenbeschwerden oder Durchfall werden oft durch Ärger, Angst oder Enttäuschung verursacht. Bei Verstopfung ist die Darmtätigkeit behindert. Störungen im Bereich von Leber und Galle zeigen an, dass diese ihre Verdauungsaufgaben nicht bewältigen können. Diese Beschwerden können durch vermehrte Zufuhr von Minusionen mit Hilfe der Salzkristalllampe gelindert werden.

Eine Salzkristalllampe in Ihrem Büro kann die Arbeitsatmosphäre beträchtlich verbessern.

Krankheiten des Bewegungsapparates

Ein Mangel an Minusionen bewirkt, dass Gewebe und Organe erschlaffen, Verschleißerscheinungen wie Arteriosklerose und Rheumatismus auftreten sowie Kopf- und Nervenschmerzen zunehmen. Luft, die reich an Minusionen ist, heilt dagegen Rheumatismus und Gelenkschmerzen. Das Natrium des Salzes ist zudem wichtiger Baustein in unseren Knochen. Es unterstützt den Knochenaufbau und beugt Osteoporose vor.

Heilende Minusionen einatmen

- Die heilende Ausstrahlung des Salzes macht man sich auch dadurch zunutze, dass man Kranke in den Stollen eines ehemaligen Salzbergwerks bei Berchtesgaden schickt.
- Vor allem bei Atemwegserkrankungen und Allergien sind die Ergebnisse gut: Die Patienten können besser atmen, Bronchitis und Asthmaanfälle gehen zurück.
- Auch Allergien und Neurodermitis werden hier behandelt. Der Kurarzt empfiehlt täglich zwei Stunden, und das über einen Zeitraum von drei Wochen hinweg, wobei die Patienten bequem auf Liegen ruhen können, die rund um einen Solespringbrunnen angeordnet sind.
- Eine ähnliche Wirkung üben natürlich auch die Salinen und Gradierwerke in anderen Kurorten aus, die die Luft mit Salznebeln erfüllen, die dann zwangsläufig von den Erkrankten eingeatmet werden.
- Eine vergleichbar gute Wirkung bietet natürlich auch die Nordseeluft in den Seebädern.

Altersbeschwerden

Minusionen verzögern zudem die Ablagerung von Schadstoffen im Körper beziehungsweise sorgen für deren Abtransport. Die positive Folge: Der Stoffwechsel und die Nerventätigkeit werden dadurch neu belebt. Dies wird vor allem bei älteren Menschen deutlich: Gedächtnis, Lebhaftigkeit, Konzentrationsfähigkeit und Reaktionsvermögen steigen bei Zufuhr von Minusionen wieder an, und der Alterungsprozess kann beträchtlich verzögert werden.

Altersbeschwerden können das seelische Gleichgewicht und damit wiederum die Gesundheit eines Menschen stark beeinträchtigen.

Die seelische Gesundheit

Psychisch wirken sich Minusionen förderlich auf die Nervenstärke und das Allgemeinbefinden aus, zum Beispiel bei Stress, Sorgen, Ängsten und Depressionen. Unter Stress verstehen wir eine ständige körperliche und nervliche Anspannung, die nicht von selbst wieder nachlässt. Sorgen sind der vergebliche Versuch, unbestimmte zukünftige Ereignisse und Möglichkeiten abzuschätzen. Vor allem die Unvorhersehbarkeit macht uns dabei zu schaffen. Wenn wir Angst haben, sehen wir die Welt verzerrt und handeln daher auch nicht der Situation angemessen, sondern falsch. Auch um uns vor den Folgen dieses falschen Handelns zu bewahren, sollten wir versuchen, die Angst loszuwerden. Depressionen sind länger dauernde negative Verstimmungen, die meist von einer flachen und ungenügenden Atmung begleitet werden. Bei reichlicher Zufuhr von Minusionen durch Salzkristalllampen wird man von Stress, Sorgen, Angst und Depressionen weniger belastet, kann sich besser konzentrieren und daraufhin auch mehr leisten. Das Selbstvertrauen wächst, und der Mensch kann sein volles Potenzial wieder verwirklichen.

Durch ihren matten, unaufdringlichen Schein vertreibt die Salzkristalllampe Ängste und bietet dem Auge einen Ruhepunkt. Dabei verlangsamen sich allmählich die Gehirnströme, und der Mensch wird ausgeglichener.

Salzkristalllampen zur Beruhigung

Eine Salzkristalllampe als Nachtlicht kann bei Kindern und Kranken eine besonders, beruhigende Funktion ausüben, denn das Licht ist nicht so grell wie eine elektrische Birne und stört sie beim Einschlafen nicht. Da ihre Lichtquelle aber – vor allem bei einer Lampe mit Teelicht – innerhalb des Salzsteins geschützt ist, besteht auch keine Brandgefahr wie bei einer offen brennenden Kerze.

Die Verbesserung der Atemluft

Jeder von uns hat schon die Erfahrung gemacht, dass wir uns nach einem Gang an der frischen Luft einfach besser und vitaler fühlen.

Wir können die Luft mit gesundheitsfördernden Minusionen anreichern, indem wir Bäume, Büsche und anderes Grün zwischen die Häuser setzen und Zimmerpflanzen und Blumen in den Wohnungen aufstellen. Zum andern können wir die Minusionen durch Wasser vermehren, wenn wir verstärkt Teiche und Wasserläufe in den Gärten und Zimmerspringbrunnen oder Aquarien in den Wohnungen einrichten. Aber auch die Verwendung nicht aufladbarer Baustoffe wie Holz oder Kork für Wände und Fußböden, häufiges Lüften der Wohnungen, die Verwendung käuflicher Ionisatoren und natürlich nicht zuletzt das Aufstellen von Salzkristalllampen sind in diesem Zusammenhang äußerst hilfreich. Die Salzkristalle der Lampen strahlen Minusionen an die Raumluft ab, machen sie für den Menschen gesünder und spenden ihm Kraft. Dies geschieht auch, wenn die Lampe nicht eingeschaltet ist.

Wie viel Atemluft brauchen wir?

Falls Sie Probleme mit den Atemwegen und Ihrer Atmung haben, dann kann eine Atemtherapie sehr hilfreich sein.

Viele Menschen schaden unbewusst ihrer Gesundheit, weil sie einfach nicht genügend Atemluft aufnehmen. Von Natur aus sind wir eigentlich darauf ausgerichtet, uns den ganzen Tag lang in frischer Luft zu bewegen. Stattdessen sitzen wir – bereits im Schulalter – in geschlossenen Räumen stundenlang still. Bei solchem Bewegungsmangel verflacht die Atmung, Brustkorb und Zwerchfell verlieren an Elastizität, und es werden nur noch sieben bis zehn Liter Luft pro Minute zu den Zellen transportiert. Bei einer gesunden Vollatmung hingegen werden pro Minute 50 bis 75 Liter ausgetauscht, das heißt die Zellen erhalten ein Vielfaches an Sauerstoff und an Minusionen. Das einfachste Mittel zu einer besseren Versorgung mit Atemluft ist die Bauchatmung. Bei der Bauchatmung strecken wir zum Einatmen den Bauch weit heraus und füllen die ganze Lunge mit Luft. Beim Ausatmen ziehen wir dann den Bauch wieder ein und drängen dadurch die verbrauchte Luft hinaus. Man kann sich die Bauchatmung zur Gewohnheit machen und dadurch die Sauerstoffzufuhr zu den Zellen wesentlich unterstützen. Machen Sie dazu morgens zehn Mal die folgende Übung.

Die Änderung des Raumklimas

Nach der chinesischen Feng-Shui-Lehre sind alle Räume und auch die freie Natur von einer unsichtbaren Lebenskraft, dem Chi, erfüllt. Mit Hilfe biophysikalischer Methoden ist diese Lebenskraft inzwischen auch wissenschaftlich nachgewiesen. So hat Professor Popp in Kaiserslautern eine ultrafeine elektromagnetische Schwingung entdeckt, die diesem Chi entspricht. Diese Schwingung dient auch als Informationsträger und kann Signale von erfreulichen oder unerfreulichen Ereignissen festhalten. Sorgen, Ängste oder Kummer können sich zum Beispiel in den Wänden Ihrer Wohnung festsetzen, ebenso wie die Erlebnisse Ihrer Vorgänger. Die entsprechenden Schwingungsmuster sind noch gegenwärtig und können sich auf spätere Bewohner übertragen. Um sich davor zu schützen, nehmen Sie am besten eine energetische Reinigung vor.
Die klassische Reinigungsmethode besteht darin, dass man zunächst die alten Schwingungen und Informationen hinausbefördert und danach neue gesunde Schwingungen in die Wohnung hineinbringt.

Die Bauchatmung ist äußerst gesund. Sie führt zu mehr Sauerstoffaufnahme.

Atemübung

- Stellen Sie sich aufrecht und locker hin. Beugen Sie sich dann vor, und lassen Sie die Arme locker herunterhängen, so dass Ihre Fingerspitzen ungefähr Ihre Fußspitzen berühren. Atmen Sie dabei aus.
- Nun richten Sie sich langsam auf, wobei Sie die Arme hängen lassen. Wölben Sie die Bauchdecke vor, und atmen Sie ein.
- Sobald Sie aufrecht stehen, heben Sie die Arme nach vorn und dann weiter nach oben, bis sie links und rechts vom Kopf senkrecht nach oben zeigen.
- Lassen Sie dann die Arme langsam nach vorn und unten sinken, und atmen Sie wieder aus.
- Wiederholen Sie diese Übung, wann immer sie Ihnen im Lauf des Tages in den Sinn kommt.

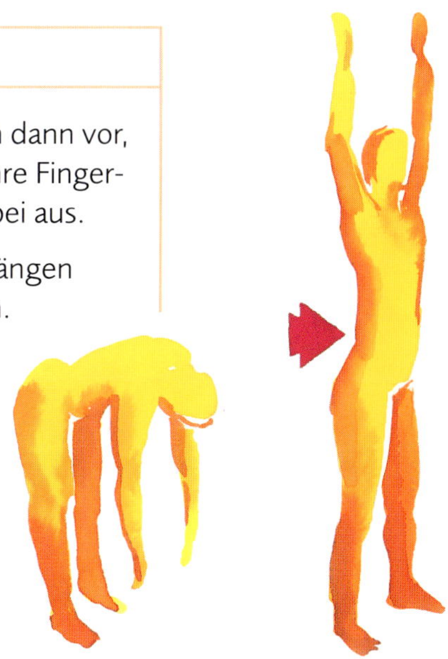

Das alte Chi hinausbefördern

Das alte Chi wird mit Hilfe von Klangschwingungen gelockert. Damit es seinen Weg nach draußen findet, öffnen Sie zunächst Fenster und Türen. Beginnen Sie am Eingang Ihrer Wohnung, und gehen Sie nach links an den Wänden entlang. Klatschen Sie dabei kräftig in die Hände. Klatschen Sie auch unter die Möbel (wo sich gern Chi staut) und oberhalb von Kommoden oder Schränken. Gehen Sie auch durch die Mitte des Zimmers. Betreten Sie dann das nächste Zimmer, und gehen Sie dort in der gleichen Weise klatschend an den Wänden entlang, bis Sie wieder am Zimmereingang angekommen sind. Wenn in einer Ecke oder an einem Wandabschnitt das Klatschen flach und resonanzlos klingt, zeigt dies an, dass sich hier abgestandenes Chi befindet. Klatschen Sie so lange an dieser Stelle weiter, bis die Klänge voll und resonant wiederhallen. Dann ist das Chi wieder in Fluss geraten. Gehen Sie besonders gründlich im Schlafzimmer und im Wohnzimmer vor, da sich hier wahrscheinlich die meisten unerquicklichen Schwingungen abgesetzt haben. Spülen Sie nach der Reinigung unbedingt Ihre Hände unter fließendem Wasser ab, da sonst das verbrauchte Chi an ihnen haften bleibt und Krankheiten oder andere Unannehmlichkeiten verursachen kann.

Viele Menschen nehmen die Schwingung eines Raumes unbewusst wahr und empfinden beispielsweise, dass dieses Zimmer eine bedrückende Atmosphäre oder jenes eine helle und freundliche Ausstrahlung hat.

Neues Chi hereinholen

Die klassische Methode benutzt zur Erneuerung der Lebenskraft die vier Elemente, Feuer, Wasser, Luft und Erde. Dabei wird als Stellvertreter für die Erde immer Salz benutzt, da es – als Steinsalz – ja aus der Erde kommt. Heute ist die Salzkristalllampe in ihrer Kombination von Feuer und Salz – stellvertretend für das Element Erde – wie kein anderes Hilfsmittel geeignet, Ihre Wohnung mit frischem, gesundem Chi zu versehen. Überlegen Sie, was für eine Schwingung in Ihrer Wohnung herrschen soll, und formulieren Sie einen entsprechenden Leitsatz, zum Beispiel »Diese Wohnung sei von Liebe und Frieden erfüllt!«.

Tragen Sie nun die brennende Salzkristalllampe vom Eingang aus an den Wänden entlang durch Ihre Zimmer (siehe Illustration auf der gegenüberliegenden Seite). Nehmen Sie denselben Weg wie vorher bei der Reinigung. Sprechen Sie dabei konzentriert immer wieder Ihren Leitsatz.

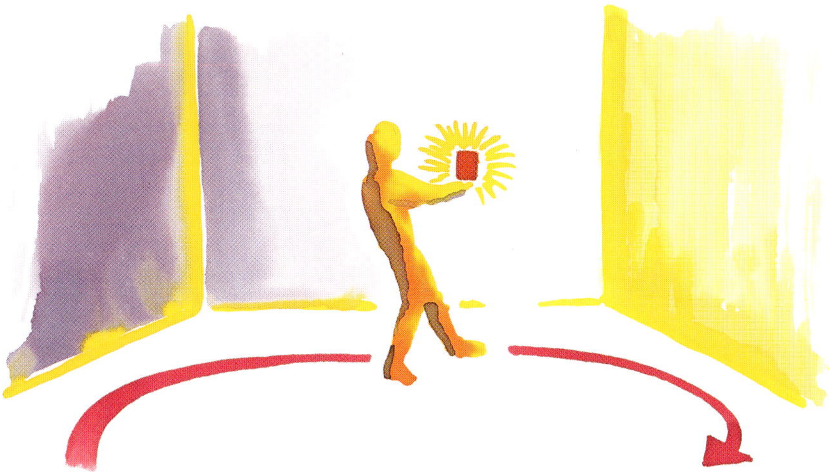

Das Chi eines Raumes lässt sich mit einer Salzkristalllampe erneuern.

Das Ergebnis
Die meisten Menschen, die eine solche Erneuerung durchgeführt haben, stellen fest, dass die Atmosphäre ihrer Wohnung lebendiger, wärmer, freundlicher und zugänglicher wirkt, wie ein lebendiges Wesen, zu dem man Kontakt gefunden hat. Andere sagen, dass sie die Wohnung jetzt als einen geschützten Raum empfinden, um den durch das Umkreisen eine Art Bannkreis geschaffen wurde, der alles Böse fernhält.

Manche Menschen fühlen sich vom Flackern des Kerzenlichts besonders angezogen, andere bevorzugen eine elektrische Birne. Die brennende Lampe strahlt grundsätzlich mehr Ionen ab als die kalte, weil sich die Elementarteilchen bei Wärme schneller bewegen.

Was Sie bei der Wahl einer Salzlampe beachten sollten

Eine Glühbirne als Lichtquelle setzt mehr Ionen frei als ein Teelicht, natürlich umso mehr, je größer die Wattzahl ist.

Lichtquelle	Grundfläche	abgestrahlte Ionen/cm^3
Teelicht	10 m^2	ca. 100
25 W Glühbirne	15 m^2	ca. 500
40 W Glühbirne	20 m^2	ca. 900
60 W Glühbirne	25 m^2	ca. 1.000
2 x 40 W Glühbirnen	40 m^2	ca. 1.600
3 x 40 W Glühbirnen	60 m^2	ca. 2.000

Neue Wohnqualität

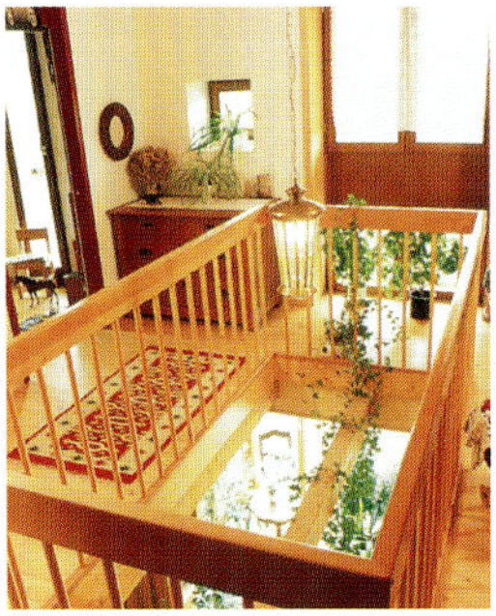

Lichtdurchflutete Räume bringen mehr Lebensenergie als dunkle Räume.

Im Prinzip wirken Salzkristalllampen unabhängig von ihrer Stellung in der Wohnung. Die Regeln des Feng Shui besagen, dass alle Arten von Lampen besonders förderlich für die Energiebildung im Raum sind und zusätzliche Lebenskraft schaffen, wo immer man sie hinstellt.

Salzkristalllampen können die krank machenden Wirkungen von unterirdischen Wasseradern und Erdstrahlungen vermindern, wenn sie über deren Strahlungsbereich angebracht werden.

Die Zukunft beeinflussen

Nach den Lehren des Feng Shui können Sie mit der Stellung der Lampe Ihr Schicksal unterschiedlich beeinflussen, je nachdem wo in der Wohnung Sie die Lebenskraft (Chi) verstärken. Diese Zusammenhänge lassen sich mit Hilfe des Bagua erkennen. Es bringt die sichtbare Welt der Wohnung mit der unsichtbaren Welt des Chi in Verbindung.

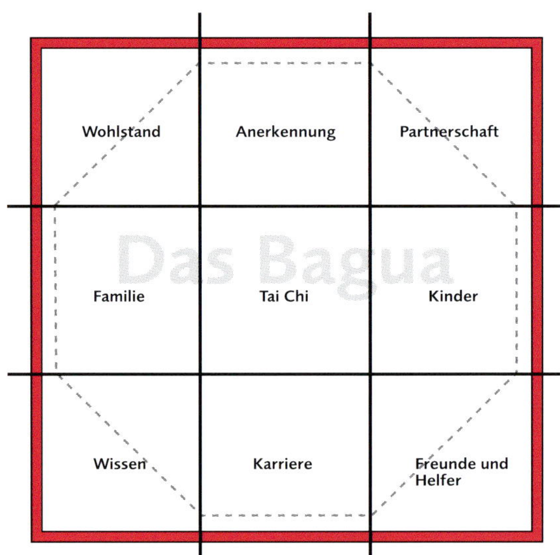

Die wichtigste Strukturierungshilfe des Feng Shui, mit der eine Wohnung in verschiedene Bereiche einteilt wird, heißt Bagua.

Gebrauchsanleitung
Stellen Sie sich so in die Eingangstür zu Ihrer Wohnung, dass Sie in die Wohnung hineinschauen. Halten Sie nun das Buch mit dem hier gezeigten Bagua vor sich, und teilen Sie Ihre Wohnung in der Vorstellung in die hier dargestellten neun Bereiche ein. Sie können sich auch einen Wohnungsgrundriss aufzeichnen und mit einer anderen Farbe die neun Bagua-Abschnitte darüber zeichnen (siehe Illustration Seite 27). Falls Ihre Wohnung länglich ist, müssen Sie die Bagua-Abschnitte entsprechend dehnen. Oft umfasst ein Bagua-Bereich nur den Teil eines Zimmers oder auch Teile mehrerer Zimmer. Der Eingang, in dem Sie stehen, liegt an der Unterkante des Bagua entweder in der linken unteren Ecke der Wohnung im Bereich »Wissen« oder in der Mitte unten im Bereich »Karriere« oder in der rechten unteren Ecke im Bereich »Freunde und Helfer«.

Das Chi in der Partnerschaftsecke lässt sich zusätzlich durch die Farbe Rosa verstärken, beispielsweise an Kissen, Vorhängen, Blumen und Ähnlichem.

Wo wirkt die Salzkristalllampe?

1. Hinten links (Wohlstand, Reichtum)
Wenn Ihnen der Erwerb von Reichtum wichtig ist, stellen Sie eine Salzkristalllampe in diesen Wohnungsbereich, und lassen Sie sie oft brennen. Dieser Bereich umfasst nicht nur materiellen, sondern auch geistigen Reichtum, wie einen Zuwachs an Erfahrung, Reife und Nächstenliebe.

2. Hinten in der Mitte (Ruhm, Ansehen, Anerkennung)
In diesem Wohnungsbereich ist die Achtung anderer Menschen für uns angesiedelt, ihre Wertschätzung und Aufmerksamkeit. Wenn Sie eine Salzkristalllampe in diesem Bereich aufstellen, werden Sie in Ihrem Umkreis bekannt und von Ihren Mitmenschen zunehmend anerkannt.

Wasseradern und Erdstrahlen können Sie mit Hilfe eines Pendels oder einer Wünschelrute orten, oder Sie beauftragen einen Radiästhesisten damit.

3. Hinten rechts (Partnerschaft, Ehe, Beziehungen)
Stärken Sie Ihre partnerschaftlichen Beziehungen, indem Sie eine Salzkristallampe in diesem Bereich aufstellen. Der Hauptinhalt dieses Wohnungsteils ist die Beziehung zum Lebenspartner; es kann sich aber auch um Partnerschaften in Beruf und Freizeit handeln.

Zu »Karriere« kann beispielsweise Ihr Aufstieg in einer Partei zählen, Ihr Engagement bei Green Peace oder Ihr Interesse für chinesische Kunst.

4. In der Mitte rechts (Kinder, Kreativität)

An erster Stelle sind hier die leiblichen Töchter und Söhne gemeint, danach angenommene oder zeitweise betreute Kinder oder Kranke, an denen wir eine Betreuungsaufgabe erfüllen. Natürlich benötigen diese für ihr Wachstum besonders viel Energie.

Aber auch geistige Kinder gehören in diesen Bereich, also auch unsere Arbeitsergebnisse, das selbst gebaute Haus, das selbst geschriebene Buch, eigene Erfindungen und Ideen und alles, was unserer Kreativität entspringt. Eine Salzkristalllampe in diesem Wohnbereich unterstützt all solche Bestrebungen der Bewohner.

5. Vorne rechts (Helfer, Freunde, Wohltäter)

Dieser Bereich des Bagua schließt Nachbarn und wohlmeinende Kollegen, aber durchaus auch flüchtige Bekannte oder eventuelle unsichtbare Helfer ein, die uns in unserem Alltag unterstützen und schützen, so dass wir unsere Ziele leichter erreichen können. Eine Salzkristalllampe in diesem Bereich beschert Ihnen viele vermeintliche »Zufälle«, die Ihnen im Alltag weiterhelfen.

6. Im Zentrum (Tai Chi, das Ganze)

Dieser Bereich steht mit dem Zentrum unseres Seins in Verbindung, das heißt die Mitte unserer Wohnung steht für unseren Wesenskern. Dazu gehören vor allem körperliche und seelische Gesundheit, innere Stabilität und Ausgeglichenheit, das harmonische Einssein mit der Welt - all diese wichtigen Aspekte einer rundlaufenden Persönlichkeit. Sie werden durch eine Salzkristalllampe in diesem Bereich gefördert.

7. In der Mitte der Grundlinie (Karriere, Beruf, Weiterbildung)

Wenn Sie in vielerlei Hinsicht weiterkommen möchten, stellen Sie Ihre Salzkristalllampe in diesem Bereich auf. Inhalt dieses Lebenskreises ist die Weiterentwicklung des Menschen sowohl in geistiger und körperlicher als darüber hinaus auch emotionaler Hinsicht. Dies gilt zum einen für den Beruf als auch für andere Lebensbereiche, die Ihnen wichtig sind und in denen Sie sich bisher engagiert haben oder zukünftig wollen.

8. Vorne links (Einsicht, Wissen, Kompetenz)

Dieser Bereich umfasst nicht nur angelernte Kenntnisse, sondern auch das, was wir aus den Wechselfällen des Lebens gelernt haben, und unsere Fähigkeit, diese Einsichten anzuwenden. Auch der Zugang zu unserer Intuition und unserem Unbewussten kann gefördert werden.

Wenn Beziehungen zu anderen Familienmitgliedern abgebrochen oder eingeschlafen sind, kann eine Salzkristalllampe in der Familienecke eine Wiederbelebung herbeiführen.

9. In der Mitte links (Familie, Vorfahren)

An erster Stelle stehen hier die Familienmitglieder, die vor uns da waren, also Eltern und Großeltern, ferner Geschwister, aber auch nicht verwandte Menschen, die eine wegweisende oder betreuende Rolle in unserem Leben spielen, wie zum Beispiel Vorgesetzte und Lehrer (unsere Kinder sind an dieser Stelle nicht einbezogen, denn sie haben ihren eigenen Bereich unter Nr. 4). Die Beziehungen zu diesen Menschen können Sie durch eine Salzkristalllampe im Bereich »Familie« harmonisieren.

Suchen Sie sich nun den Bagua-Bereich aus, der für Sie zur Zeit am wichtigsten ist, und stellen Sie dort Ihre Salzkristalllampe auf. Natürlich können Sie auch zwei oder drei Bereiche durch eine Lampe verstärken. Wenn Sie wollen, kombinieren Sie die Salzkristalllampe mit anderen energiefördernden Mitteln, wie zum Beispiel Pflanzen oder Windspielen.

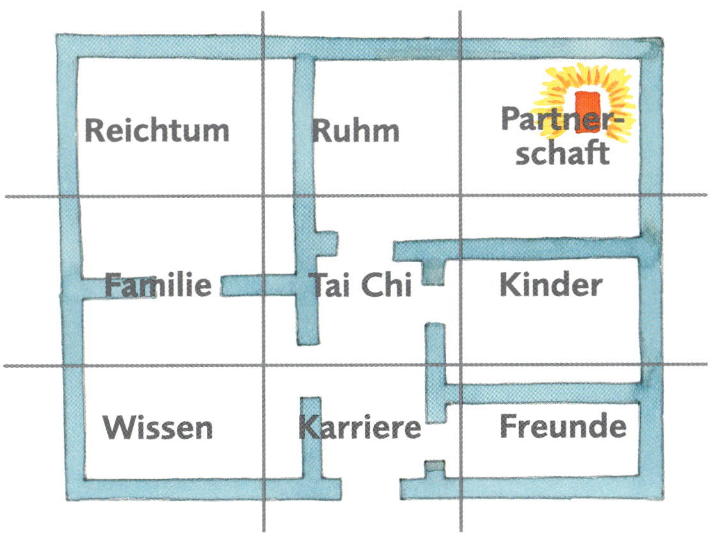

Mit der Platzierung der Salzkristalllampe wird automatisch eine Wirkung ausgelöst; hier zum Beispiel auf Partnerschaft, Ehe, Beziehungen.

Die Pflege der Salzkristalllampe

Sicher werden Sie Ihre Salzkristalllampe nicht ins Spülbecken tauchen oder mit einem nassen Lappen abwaschen, denn Sie wissen ja, dass Salz sich in Wasser auflöst. Aus demselben Grunde soll die Lampe auch nicht für längere Zeit im Freien, am offenen Fenster oder in einem feuchten Raum stehen. Ebenso muss man bei der Kombination mit Zimmerbrunnen oder regelmäßig zu gießenden Pflanzen auf den nötigen Abstand achten. Sollte die Lampe doch einmal feucht geworden sein, so trocknet sie am besten, wenn Sie sie einfach für mehrere Stunden brennen lassen. Sie reinigen die Lampe am einfachsten, indem Sie sie mit einem trockenen Tuch oder einer Bürste abwischen.

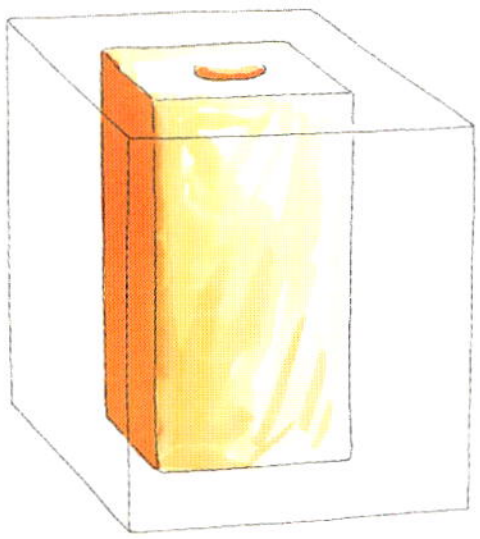

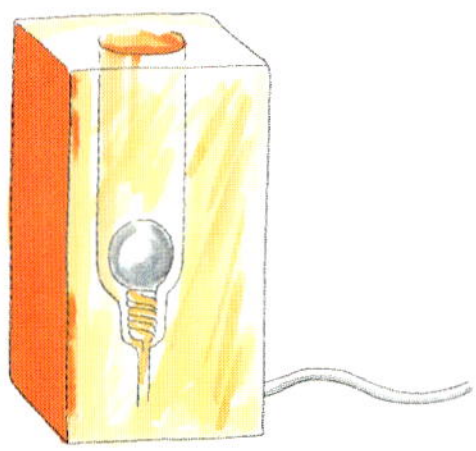

Salzleckstein vor dem Absägen (oben) und nachher mit Glühbirne und Kabelanschluss (unten).

Eine Salzkristalllampe zum Selbermachen

Als Ausgangsmaterial brauchen Sie einen Salzleckstein für Pferde, den Sie bei den Raiffeisengenossensschaften für etwa 10,- DM bekommen. Diese Steine werden aus naturreinem Salz (Natriumchlorid) gepresst und haben dieselben chemischen und physikalischen Eigenschaften wie Originalsalzkristalllampen. Sie sind entweder würfelförmig oder zylindrisch und mit einem Bohrloch in der Mitte versehen. Sie sind aber nicht »stein«-hart, sondern lassen sich leicht mit Messer, Meißel oder Säge bearbeiten.

Die Salzlecksteine für Ihre Salzkristalllampe wiegen zehn Kilogramm, deswegen brauchen Sie einen stabilen Transportbehälter, der nicht ausreißt.

Arbeitsanleitung

Erweitern Sie zunächst das Bohrloch in der Mitte des Salzlecksteins so weit, dass Sie ein Teelicht hineinstellen oder je nach Wunsch auch eine schmale Birne mit Fassung darin unterbringen können.

Verkleinern Sie nun den Stein um mindestens die Hälfte, indem Sie von außen her an allen Seiten Teile absägen. Das ist notwendig, weil sonst das Licht von innen die Wände nicht durchdringen kann. Sie können dabei natürlich auch die ursprüngliche Form verändern und aus dem Würfel einen sechs- oder achteckigen Körper oder ein Haus machen, oder aus dem Zylinder ein Ei oder eine Kugel.

Nun bringen Sie das Teelicht oder die elektrische Birne in der Mitte an. Eine Birne mit Fassung und Zuleitung bekommen Sie im Heimwerkermarkt. Schneiden Sie im Boden des Klotzes eine Führung für die Zuleitung aus, damit die Salzkristalllampe nicht auf der Leitung steht und wackelt.Um Ihre Möbel nicht zu zerkratzen, können Sie die Unterseite des Salzblocks wahlweise mit einem Holzsockel, einer Filzunterlage oder Plastik- wie Filznoppen versehen, wie man sie für gewöhnlich unter Stuhlbeine klebt, um den Fußboden zu schonen.
Wenn Sie ein Teelicht benutzen, schieben Sie zum Anzünden einen Bleistift von unten in das Bohrloch, und drücken Sie damit das Teelicht nach oben. So gelangen Sie leicht mit dem Streichholz an den Docht.

Kinder können die Salzkristalllampe für Ihr Zimmer auch eigenhändig mit phantasievollen Motiven bemalen.

Ausgestaltung

Sie können die Salzkristalllampe darüber hinaus auch noch hübsch verzieren, indem Sie Fenster, Reliefs oder andere Muster in die Wände schneiden. Die Lampe lässt sich alternativ auch mit ungiftigen Lebensmittelfarben bemalen, wie man sie zum Verzieren von Torten benutzt. Nehmen Sie dazu einen möglichst trockenen Pinsel, damit das Salz sich nicht auflöst.

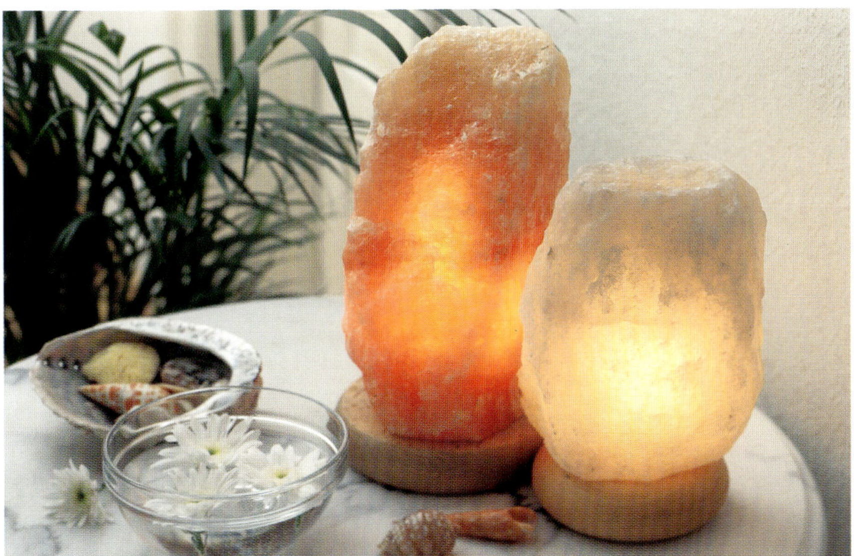

Salzkristalllampen mit Holzsockel erhalten Sie in Reformhäusern, Naturkostläden und Warenhäusern.

Bezugsadressen

Firma Zauberstein
Tarpenbekstr. 65
20251 Hamburg
Tel.: 0 40/48 95 58

Galerie FIT & GESUND
Mitelweg 19
20148 Hamburg
Tel.: 0 40/4 10 65 19

Spinnrad GmbH
Am Bugapark 3
D-45899 Gelsenkirchen
Tel.: 02 09/17 00 00
e-mail: info@spinnrad.de (hier erfahren Sie, welche Spinnrad-Filiale in Ihrer Nähe liegt)

Steinkreis
Ludwig-Pfau-Str. 22
70176 Stuttgart

Artur Sikora
Heinrich-Wieland-Str. 183
81735 München

Nepalesisches Kunsthandwerk
Leonie Lackmann-Wisskirchen GmbH
Landsberger Str. 478
81241 München
Tel.: 089/8 21 18 71

Literaturempfehlungen

Karola Berger: Heilender Atem, Niedernhausen 1998
Karola Berger: Leben mit Feng Shui, München 1998
Jean-François Bergier: Die Geschichte vom Salz, Frankfurt 1989
Marco Bischof: Biophotonen, das Licht in unseren Zellen, Frankfurt/Main, 1995
Gudrun Dalla Via: Phänomen Wasser, Köln 1997
Volker Desnizza: Schmerzfrei durrch Kochsalz, Köln 1995
Deutsches Salzmuseum: Meer Salz, mehr Macht, Lüneburg 1998
Gisela Geiger: Die Schüssler Mineralsalze, München 1999
Michael Gienger: Die Steinheilkunde, Verlag Neue Erde
Karen Kingston: Creating Sacred Space with Feng Shui, New York, 1997
Gerhard Kupka (Hrsg.): Kristallklar, Ludwigsburg o. D.
Celia Rosenstock: Salz, der Ratgeber für Gesundheit, Kosmetik und Haushalt. Neu-Ulm 1998
Helmut Seifert: Naturkraft Salzkristall, Ruhpolding 1997
Katharina Wolfram: Salzlampen, München 1999
Eberhard Wormer: Die Heilkraft des Salzes, München 1995

Über die Autorin

Karola Berger hat Pädagogik und Psychologie studiert, war im öffentlichen Schuldienst tätig und zwanzig Jahre Lehrerin in der Erwachsenenbildung. Seit Jahren arbeitete sie auch als Wissenschaftsjournalistin. Frau Berger hat mehrere Bücher über Gesundheitspflege und Naturheilverfahren veröffentlicht. Ihr besonderes Interesse galt fernöstlichen Kulturen und Fragen der Innenarchitektur; sie hat sich intensiv mit Feng Shui beschäftigt und bot auch Wohnraum- und Bürogestaltung an. Von ihr ist im W. Ludwig Verlag der Titel »Leben mit Feng Shui« erschienen.
Zu unserem großen Bedauern verschied Karola Berger kurz nach Beendigung dieses Titels. Verlag und Redaktion trauern um eine liebenswerte Autorin.

»Wird ein Staubkörnchen aufgehoben,
ist das Weltall darin enthalten«

In Erinnerung an Karola Berger

Hinweis

Das vorliegende Buch ist sorgfältig bearbeitet worden. Dennoch erfolgen alle Angaben ohne Gewähr. Weder Autor noch Verlag können für eventuelle Schäden, die aus den im Buch gemachten Hinweisen resultieren, eine Haftung übernehmen.

Bildnachweis

all over, Kleve: 5 (G. M. Wunsch); Bilderberg, Hamburg: D. Leistner; Image Bank, München: 2 (P. Turner), 3 (J. Banagan), 10 (P. A. Harrington), 14 (M. Romanelli); Siegfried Sperl, München: Umschlag, Vorder- und Rückseite, 29.

Alle Illustrationen stammen von Roger Kausch, München.

Impressum

(6. Auflage 2004)

Redaktion:
Cornelia Osterbrauck

Projektleitung:
Antje Eszerski

Redaktionsleitung:
Dr. Reinhard Pietsch

Bildredaktion:
Gabriele Feld

Umschlag:
Till Eiden/Reinhard Soll

DTP/Satz:
Veronika Moga

Produktion:
Manfred Metzger (Leitung),
Annette Aatz,
Monika Köhler

Druck:
Color-Offset, München

Bindung:
R. Oldenbourg, München

Gedruckt auf chlor-
und säurearmem Papier
Printed in Germany

ISBN 3-7787-3821-6

Register